美味しく食 メンタルケア

精神栄養学最前線

監修 | 帝京大学医学部
教授 **功刀 浩**

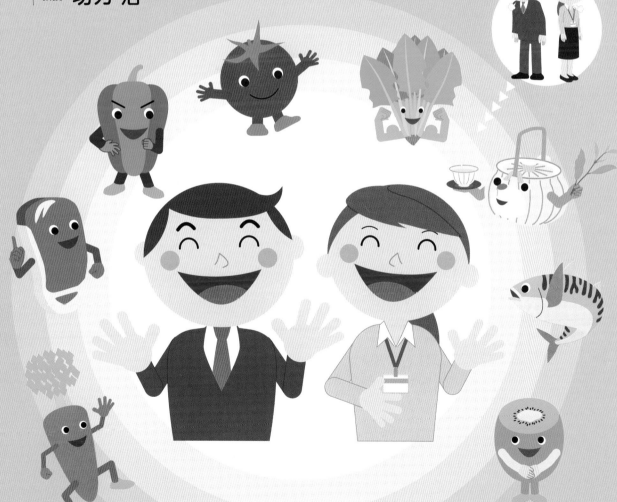

中央労働災害防止協会

はじめに

　病気をしない健康な身体を維持していくためには、栄養バランスのとれた食事を摂ることが欠かせないのは、ご存知のとおりです。

　最近、メンタルヘルスについても、適正な体重を維持できているかどうか、あるいは必要な栄養を摂取できているかどうかで、良好なメンタルを維持できたり、メンタル不調に陥るリスクが高まったりすることがわかってきました。

　精神栄養学という新たな学問分野で研究が進むにつれ、食習慣の偏りがメンタル不調の発症リスクとなること、そうした食生活の改善がメンタル不調からの回復に有効であることが判明しています。実際、うつ病の患者ではいくつかの栄養素が不足しがちであることや、補充療法が有効であることが明らかになってきました。

　本冊子では、この精神栄養学の成果の中から、メンタルケアに役立つ食事の秘訣を紹介します。

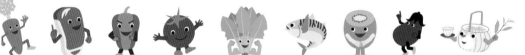

目　次

メンタル不調では生活習慣を見直しましょう

　現代では、食生活や生活習慣の乱れから、肥満やメタボリック症候群、糖尿病など生活習慣病にかかる人は少なくありませんが、一方で、うつ病にかかったことがある人も、そうでない人に比べて肥満の割合が1.6倍も多く、間食や夜食の頻度が高いことが指摘されています。これと一致して、朝食を毎日食べる人はうつ病の発症リスク（以下「リスク」）が低く、運動習慣が少ない人はリスクが高いことがわかっています。

　肥満やメタボリック症候群、糖尿病など生活習慣病にかかった人は、身体に慢性的な軽度の炎症が起きていて、そこから放出される炎症性サイトカインという物質が、脳の免疫系を担うミクログリアという免疫細胞を活性化し、脳を傷害する物質の生成が増えてメンタル不調につながるといわれています。

　生活が夜型になると、高カロリーの夜食を食べて脂肪として蓄積されるだけでなく、朝は睡眠不足で食欲がなく、朝食も進みません。それでは日中のパフォーマンスを高めることもできず、メンタル不調に陥りやすい生活習慣といえます。生活を朝型に改めると、朝食もしっかり食べられ睡眠時間も確保でき、良好なメンタルヘルスを保ちやすくなります。

ストレスに強い生活習慣（例）

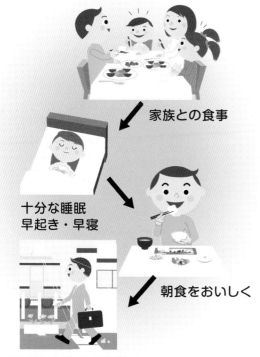

家族との食事

十分な睡眠
早起き・早寝

朝食をおいしく

朝の光を浴びて出勤

ストレスに弱い生活習慣（例）

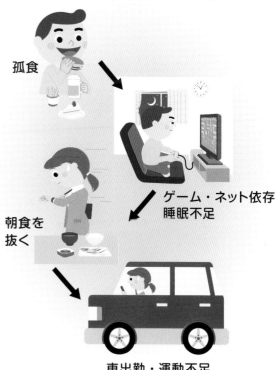

孤食

ゲーム・ネット依存
睡眠不足

朝食を
抜く

車出勤・運動不足

朝食や健康食がうつ病リスクを下げる

　米国や日本などで行われた調査により、朝食を摂る人はうつ病・うつ症状が少ないことがわかっています。朝食を摂ることで、必要な栄養素を補給できるのはもちろん、1日の身体のリズムを整えることができます。

　では、食事の内容はどうでしょうか。欧米では「地中海式食事」が望ましいとされています。これは野菜や果物、豆、魚介、オリーブ油、穀物、適量（グラス1〜2杯）の赤ワインといった食材を用いた食事です。「地中海式食事」に準じた食生活を送っている人は、一定期間における死亡率が低く、心臓病やがん、アルツハイマー病などのリスクが低いと多くの研究で報告されています。

　一方、伝統的な日本食も健康に良いことが指摘されています。野菜や果物、大豆製品、きのこ類、緑茶などを多く摂取する「健康日本食パターン」に準じている人は、そうでない人に比べ、うつ症状のリスクがおよそ40％低いという研究結果があります。

「地中海式食事」とは？

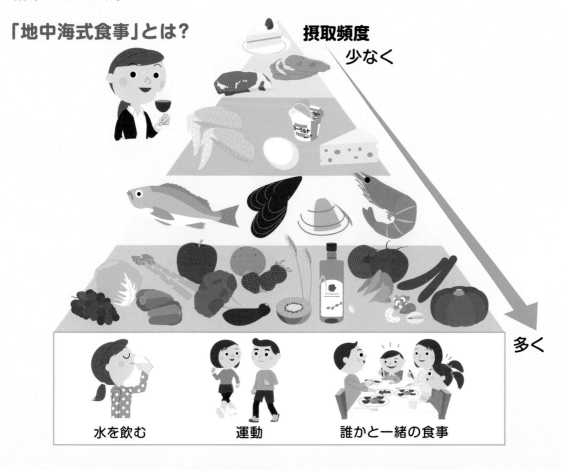

摂取頻度
少なく

多く

水を飲む　　　運動　　　誰かと一緒の食事

メンタルヘルスに必須の栄養素

　　良好なメンタルヘルスを維持していくためには、バランスのよい食事が欠かせません。そのなかで、特に意識しておきたい栄養素にはどのようなものがあるのでしょうか。ここではうつ病のリスクと関連する栄養素について紹介します。

　　うつ病の人たちの脳内では、セロトニンやドーパミンといったモノアミン神経伝達物質が不足しており、BDNF（脳由来神経栄養因子）と呼ばれる物質の放出が不足して、気分や感情を調節する脳の働きが低下していると考えられています。抗うつ薬などの薬はモノアミン神経伝達物質の働きを高める作用があることはよく知られています。しかし、モノアミン神経伝達物質は摂取した栄養素から脳内で作られることから、バランスのよい食事を摂り、必要な栄養素を摂取していないと、薬の効果も十分発揮されなくなります。バランスのよい食事によって普段からモノアミン神経伝達物質が十分に作られていれば、メンタル不調を未然に防ぐことにもつながると考えられるのです。

モノアミン神経伝達物質

種類	セロトニン	ドーパミン	ノルアドレナリン
働き	● 気分に関わる ● 不安や衝動を抑制 ● 睡眠に必要なメラトニンの原料	● 幸福感や快感を得る ● 意欲をもたせ、ポジティブになる ● 学習作用	● アドレナリンの前駆体 ● 意欲や、集中力を増す ● 緊張や覚醒に関わり、体の動きを向上
必要な栄養素	● 必須アミノ酸 ● 葉酸 ● 鉄	● 必須アミノ酸 ● 葉酸 ● ビタミンD ● 鉄	● 必須アミノ酸 ● 葉酸 ● ビタミンD ● 鉄

　人の脳には、多くの神経細胞（ニューロン）が存在し、それらの間で情報をやり取りすることで、メンタル活動が営まれています。その情報のやり取りをするのが神経伝達物質で、先に挙げたセロトニン、ドーパミン、ノルアドレナリンなどのモノアミン神経伝達物質をもつ神経細胞（ニューロン）は、脳の中心部から脳の全体に枝を伸ばし、脳の活動の司令塔になっているのです。したがって、これらが不足したり、過剰になったりすると、メンタル不調に陥りやすくなります。

　メンタルヘルスを支える脳内物質としては、BDNF（脳由来神経栄養因子）も忘れてはなりません。これは脳の神経細胞（ニューロン）を活発にし、保護する働きをもつタンパク質で、うつ病や認知症にかかった人の脳内では、減少していることがわかっています。記憶を司る海馬に高濃度で存在することから、記憶や学習への関与も注目されています。ストレスや加齢により働きが低下しますが、適度な運動や栄養摂取によって増やすことができます。

魚のEPAや緑茶のテアニン、緑黄色野菜の葉酸などの栄養素の摂取で増加	適度な運動をすると増加

BDNF
脳由来神経栄養因子
脳の神経細胞（ニューロン）を活発にし、
保護する働き。記憶を司る海馬には高濃度で存在

加齢により産生が低下	ストレスを受けると産生・機能が低下	うつ病や認知症、統合失調症などで産生が低下

メンタルヘルスに必須の栄養素 ❶

必須アミノ酸

　前述のように、良好なメンタルヘルスを維持していくためには、モノアミン神経伝達物質が重要な役割を果たしますが、これらの物質の材料となるのが、トリプトファンやフェニルアラニン、チロシンといったアミノ酸です。トリプトファンとフェニルアラニンは人体の中で生成することができず、食事で摂取するしか得る方法がないので必須アミノ酸と呼ばれ、チロシンはフェニルアラニンから生成されます。

　必須アミノ酸は、鶏肉や牛肉、豚肉などのほか、魚介類、卵や豆類などのタンパク質に含まれています。良質なタンパク質をバランスよく摂取することが大切です。

必須アミノ酸を含む食品

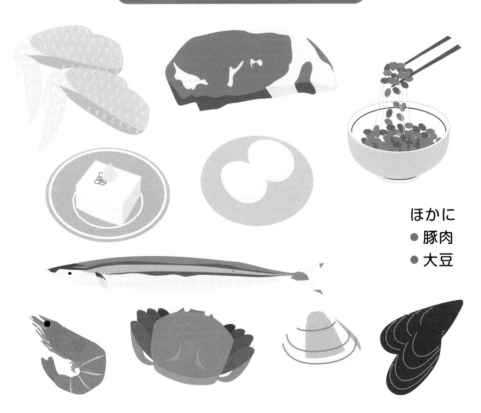

ほかに
● 豚肉
● 大豆

メンタルヘルスに必須の栄養素 ❷

EPA、DHA

　魚類の油に含まれるEPA（エイコサペンタエン酸）とDHA（ドコサヘキサエン酸）は、血液をさらさらにしてくれる栄養素としてよく知られていますが、脳に対しても好影響を及ぼします。抗炎症作用をもつほか、BDNF（脳由来神経栄養因子）を増やし、活発化してくれるのです。

　海外では、魚をよく食べる人は、あまり食べない人に比べてうつ病の罹患率が低いことが報告されています。また、EPAやDHAは脂質異常症やメタボリック症候群を予防することで、メンタルヘルスにも好影響を及ぼします。

　EPA、DHAを摂取するには、なんといっても魚料理を食べること。特に新鮮な刺身でいただくのが効率的です。焼いたり煮たりして食べる場合は、これらは油に多く含まれるので、油も残らず食べられるように工夫しましょう。

EPA、DHAを含む食品

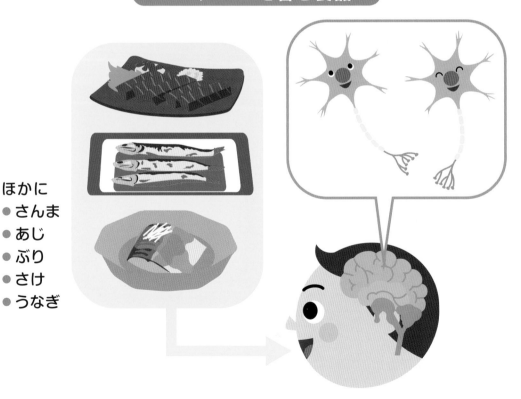

ほかに
- さんま
- あじ
- ぶり
- さけ
- うなぎ

メンタルヘルスに必須の栄養素 ❸

ビタミンB₁、ビタミンD

　栄養と健康を語るときにビタミンの話題は外せませんが、メンタルヘルスについても同様です。なかでもビタミンB₁とビタミンDは、BDNF（脳由来神経栄養因子）を増やす効果が見られるほか、ドーパミンやノルアドレナリンといったモノアミン神経伝達物質の機能にもかかわっています。また、ビタミンDの血中濃度が低いとうつ病のリスクが1.3倍に上がるという報告もあるなど、これらのビタミン不足はうつ病リスクを高めます。

　ビタミンB₁は赤身の豚肉や、穀類の糠や胚芽に多く含まれています。玄米や胚芽米、全粒粉のパンなどがおすすめです。特にアルコールが好きな人はビタミンB₁不足になりやすく、注意が必要です。一方、ビタミンDは魚介類やきのこに多く含まれています。きのこは、日に干すとビタミンDが増えるので、干ししいたけや乾燥きくらげなどの摂取が効率的です。ビタミンDは食事から摂るだけでなく、皮膚に紫外線があたっても生成されます。日光の弱い冬から春にかけて不足しがちであり、室内に閉じこもりがちな人は15分から30分程度、意識して日光浴をするようにしましょう。外に出て散歩すると運動効果も得られ一石二鳥です。

ビタミンB₁を含む食品

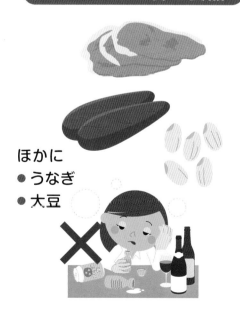

ほかに
- うなぎ
- 大豆

ビタミンDを含む食品

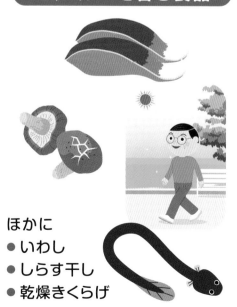

ほかに
- いわし
- しらす干し
- 乾燥きくらげ

メンタルヘルスに必須の栄養素❹

葉酸

　葉酸はビタミンB群のひとつで、赤血球の産生やDNAの合成に寄与することから、妊娠中の女性には必須の栄養素とされています。それだけではなく、セロトニンやドーパミン、ノルアドレナリンなどのモノアミン神経伝達物質の合成にもかかわっており、メンタルヘルスの観点からも欠かすことはできません。葉酸不足はうつ病リスクを高めるとされており、うつ病の人の4人に1人は血液中の葉酸値が低かったという報告や、うつ病の改善に葉酸の補充が有効だったという報告も多数なされています。

　葉酸は、文字通り葉物野菜に多く含まれています。ほうれん草やモロヘイヤ、ブロッコリーなどで摂取しましょう。ただし、水溶性なので鍋でゆでると溶け出してしまうので注意が必要です。レバーや豆類にも含まれています。

葉酸を含む食品

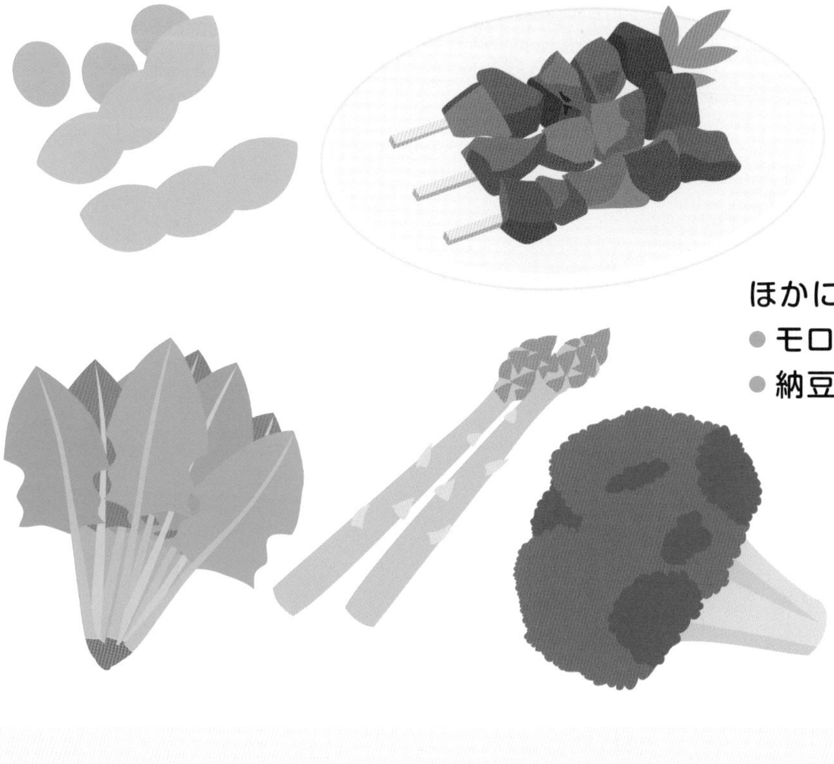

ほかに
- モロヘイヤ
- 納豆

メンタルヘルスに必須の栄養素 ⑤

鉄、亜鉛

鉄が不足すると貧血を起こすことはよく知られていますが、それだけでなくイライラや集中力の低下、興味・関心の減退などメンタル不調につながる症状も引き起こします。モノアミン神経伝達物質が正常に働くためには鉄が必要で、その不足はうつ病のリスク因子となります。亜鉛も同様に、心の安定や活力ある生活に大きく寄与しているミネラルで、ドーパミン機能、抗炎症作用、ストレス反応低減作用、抗酸化作用など多彩な機能があり、不足するとうつ病リスクが高まることや、亜鉛の補充はうつ病治療に有効であることが指摘されています。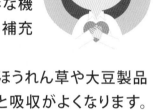

鉄は牛肉赤身やレバーなどから摂取すると効率的です。ほうれん草や大豆製品にも含まれており、タンパク質やビタミンCと一緒に摂ると吸収がよくなります。亜鉛は、なんといっても牡蠣に多く含まれ、うなぎや牛肉、レバーからも摂ることができます。大豆などにも含まれますが、タンパク質と一緒に摂るとよいのは鉄と同様です。

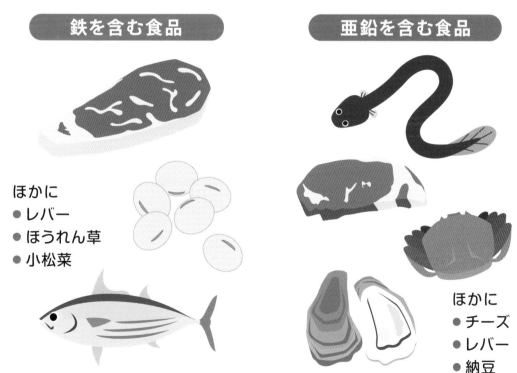

鉄を含む食品

ほかに
- レバー
- ほうれん草
- 小松菜

亜鉛を含む食品

ほかに
- チーズ
- レバー
- 納豆

腸の善玉菌がストレスを軽減

　人間の腸には、多くの種類の細菌が100兆個以上も常在し、重さにして1.5kgにもなり、ひとつの臓器と同じくらい重要な働きをしているといわれています。なかでも乳酸菌やビフィズス菌などはお腹の調子を整える善玉菌として知られています。

　この善玉菌がストレス反応を和らげるという研究結果が多数報告されています。プロバイオティクス（生きた善玉菌）を30日間投与された人は、そうでない人に比べてストレス反応が有意に減少したという報告や、逆にうつ病の人は健康な人と比べて腸内の善玉菌の数が少なく、一定以下に減少するとうつ病リスクが上がる可能性が報告されています。

　腸内の善玉菌を増やすには、善玉菌を含む漬物、ヨーグルトや乳酸菌飲料などの乳製品、味噌、甘酒、納豆など発酵食品を摂ることと、オリゴ糖や食物繊維など善玉菌を育てる食材を摂ることが有効です。

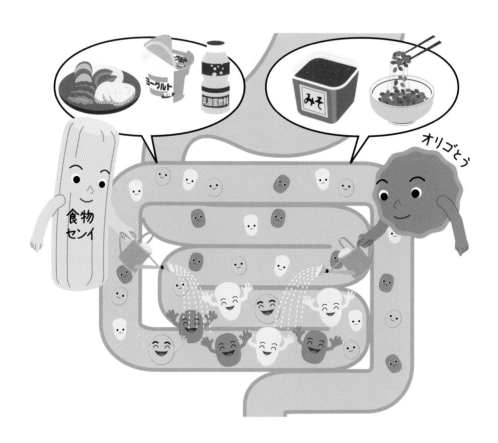

緑茶でメンタル不調を改善

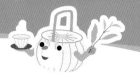

　忙しい合間に飲む温かいお茶は、ほっと心を和ませてくれるものですが、なかでも日本伝統の緑茶には、こうしたリラックス効果のほか、メンタル不調の改善につながるさまざまな効能があることがわかってきました。

　なかでも玉露や抹茶などの高級茶に多く含まれるテアニンという成分（サプリメントとしても販売されている）は、持続的に摂取することで、うつ病や統合失調症の症状が改善したという報告もあります。また、緑茶に含まれるカテキンには、脂質異常や血糖値の上昇、がんなどの種々の生活習慣病を防ぐ効果があり、それによるうつ病リスクの低下作用も期待できます。さらに、緑茶にはカフェインも含まれており、集中力を高めたり、覚醒させる効果があります。そのため、寝る前には控えたほうがいいでしょう。

　テアニンの効果を十分に得るためには、ペットボトルのお茶ではなく、玉露や上質な煎茶の茶葉から急須でじっくりと抽出したものが効率的です。熱湯ではなく、50度〜60度のぬるめのお湯を用いるとより多く摂取できます。

テアニンの主な効果
・リラックス効果　　・睡眠改善作用
・記憶力改善作用　　・意欲改善作用

カテキンの主な効果
・抗酸化作用　・抗菌作用　・腸内細菌の改善
・コレステロール上昇抑制　・血糖値上昇抑制
・がん予防

カフェインの主な効果
・集中力向上　・覚醒効果

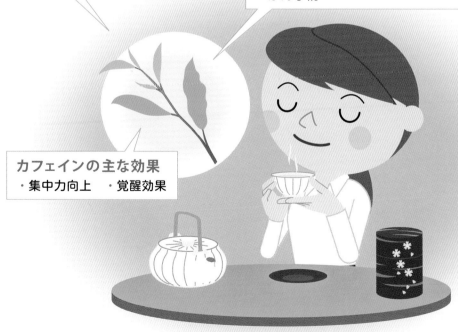

運動や睡眠ももちろん大切！

　ここまで食事について述べてきましたが、良好なメンタルヘルスを維持するためには、継続的に運動することや、良質な睡眠を取ることも、もちろん大切なことです。

　前述のように、脳を活性化させるBDNF（脳由来神経栄養因子）は運動することで増やすことができますし、運動にはストレス反応を緩和する効果やリラックス効果もあります。趣味で週に2回以上スポーツを行うのが理想的ですが、そうした運動習慣がない人は、散歩や早歩きなど少し汗ばむ程度の運動を、30分程度、週に4回以上行うといいでしょう。運動時間を作ることが難しい人は、まずは5分程度歩くことから始めて徐々に時間を伸ばしていきましょう。普段の生活の中で、エスカレーターではなく階段を使ったり、通勤の際、一駅前で降りて歩いたりと、意識して身体活動量を増やすことを心がけましょう。

　また、睡眠は脳の疲れをとり、修復するために欠かせません。日中に運動すると、睡眠の質が向上することは誰もが経験したことがあると思います。寝付きがよくなり、ぐっすりと眠ることができるようになります。睡眠不足はストレスを生み、そのストレスがさらなる不眠を招くなど、メンタル不調への負のスパイラルに陥らないよう、よく動き、よく眠る習慣を身につけましょう。うつ病では発症前から睡眠の質・量ともに低下する場合が多く、普段から良好な睡眠を取ることでうつ病を予防できます。

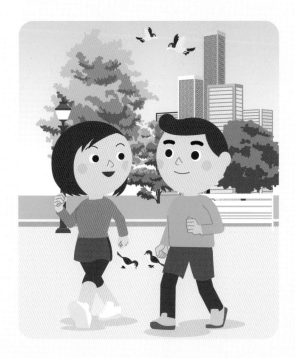

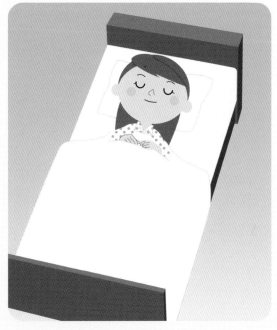

うつ病などメンタル不調の予防・緩和には

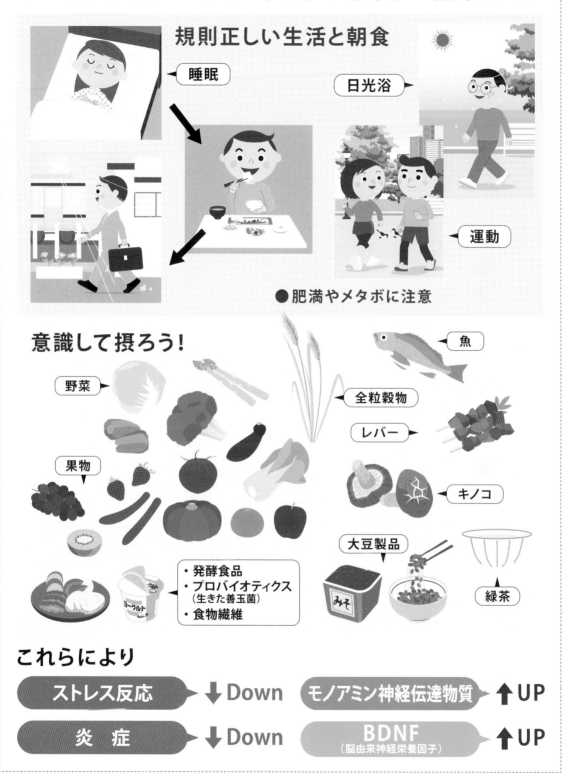

規則正しい生活と朝食

睡眠

日光浴

運動

●肥満やメタボに注意

意識して摂ろう!

野菜

魚

全粒穀物

レバー

果物

キノコ

・発酵食品
・プロバイオティクス
　（生きた善玉菌）
・食物繊維

大豆製品

緑茶

これらにより

ストレス反応 ▶ ↓Down　　モノアミン神経伝達物質 ▶ ↑UP

炎　症 ▶ ↓Down　　BDNF（脳由来神経栄養因子）▶ ↑UP

うつ病や統合失調症などは、発症すると食生活の改善だけで寛解・治癒させることは困難です。
抗うつ薬の服用など総合的な治療が必要になります。
罹患してしまった方は、医師に相談のうえ、指示にしたがって上手に食生活の改善も取り入れて下さい。

監修者紹介

功刀 浩 （くぬぎ ひろし）

帝京大学医学部精神神経科学講座主任教授 メンタルヘルス科診療科長

1986年東京大学医学部卒業。1994年ロンドン大学精神医学研究所にて研究。1998年帝京大学医学部精神神経科学講座講師。2002年国立精神・神経センター（現国立研究開発法人国立精神・神経医療研究センター）神経研究所疾病研究第三部部長、2017年より気分障害センター長兼務。2020年より帝京大学医学部精神神経科学講座教授、2021年より現職。『精神疾患の脳科学講義』（2012年、金剛出版）、『こころに効く精神栄養学』（2016年、女子栄養大学出版部）、『臨床に役立つ精神疾患の栄養食事指導』（共著 2021年、講談社）など著書多数。

参考図書

功刀浩、今泉博文 『うつ病の毎日ごはん』 2015年 女子栄養大学出版部
功刀浩 『心の病を治す 食事・運動・睡眠の整え方』 2019年 翔泳社
功刀浩監修 『うつぬけの「頑張らない」ごはん』 2021年 ナツメ社

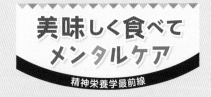

令和4年4月28日　第1版第1刷発行

監 修 者　功刀 浩
編　者　中央労働災害防止協会
発 行 者　平山 剛
発 行 所　中央労働災害防止協会
　　　　　〒108-0023　東京都港区芝浦3丁目17番12号 吾妻ビル9階
　　　　　電話〈販売〉03（3452）6401
　　　　　　　〈編集〉03（3452）6209
　　　　　ホームページ　https://www.jisha.or.jp/
印　刷　㈱アイネット
デザイン　新島浩幸
イラスト　佐藤 正

乱丁・落丁本はお取り替えします。
ⒸJISHA 2022　21627-0101
定価：275円（本体250円＋税10%）
ISBN978-4-8059-2047-3 C3060 ¥250E